AUCH KLEINE ERFOLGE SIND ERFOLGE!

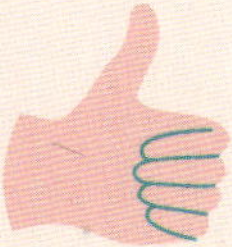

Motivation lässt dich starten.

GEWOHNHEITEN MACHEN DICH ERFOLGREICH.

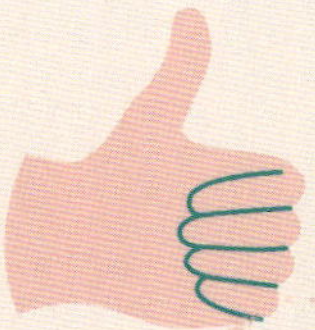

WENN DU AUFHÖREN WILLST, DENKE DARAN, *warum* DU ANGEFANGEN HAST.

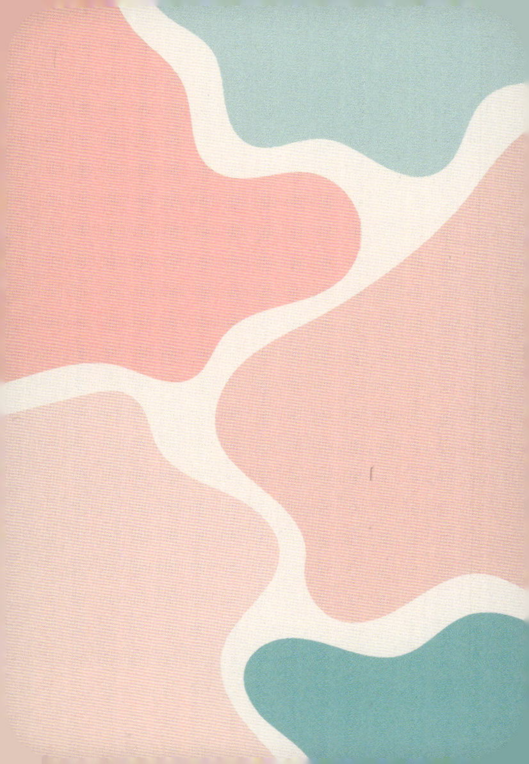

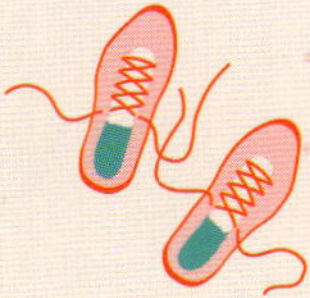

TU ES FÜR DAS

UNSCHLAGBAR GUTE

GEFÜHL *danach!*

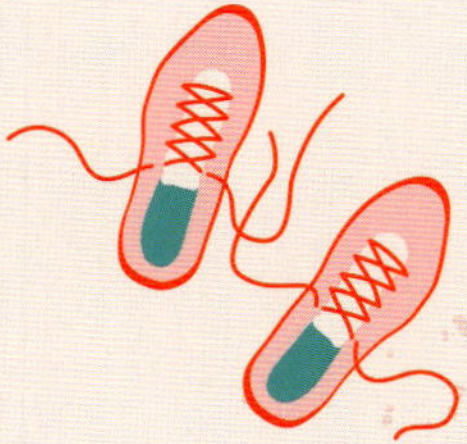

ERFOLG HAT

DREI BUCHSTABEN:

TUN!

In einem Jahr

WÜRDEST DU DIR

WÜNSCHEN, DU HÄTTEST

heute ANGEFANGEN.

Höre erst auf,
wenn du
richtig stolz
auf dich bist!

Sei stärker
als deine stärkste
Ausrede.

VOM *Herumsitzen*
IST NOCH *keiner*
fit GEWORDEN.

DER WEG
IST DAS ZIEL.

Konfuzius

WANN, WENN NICHT

HEUTE?

WANN, WENN NICHT

JETZT?

RAUS AUS DER

Komfortzone!

NUR

KEIN WORKOUT

IST EIN

SCHLECHTES

WORKOUT.

Du bist stärker, als du denkst.

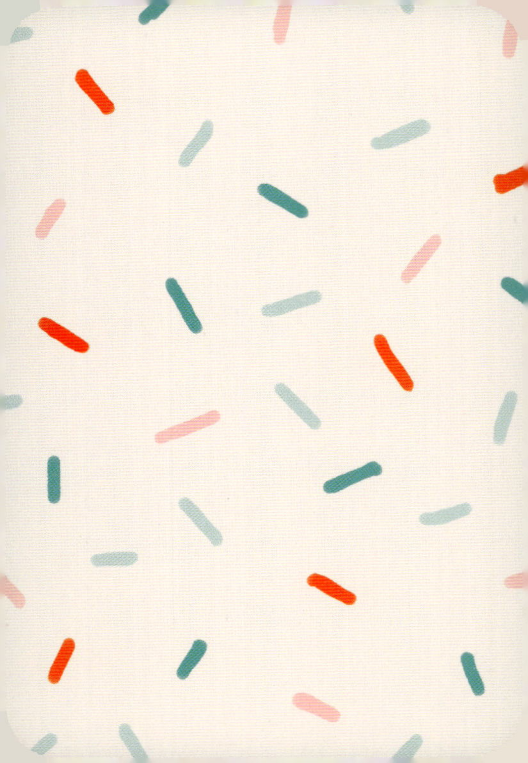

AM ENDE DER
AUSREDEN BEGINNT

dein Leben.

FANGE KLEIN AN
UND SETZE DIR ZIELE,
DIE DU NICHT SO
SCHNELL AUS DEN
AUGEN VERLIERST.

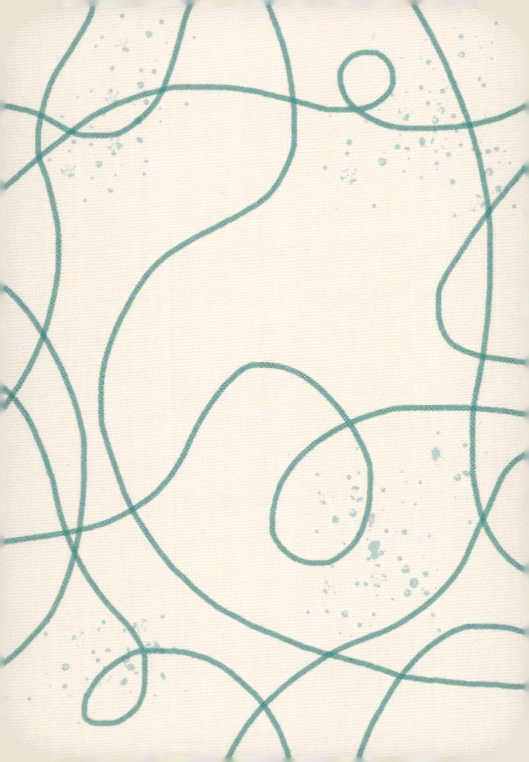

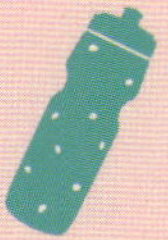

ES WIRD NICHT
LEICHT, ABER ES
LOHNT SICH!

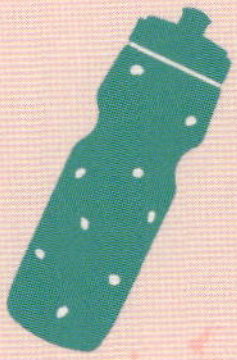

DU WILLST DOCH
SICHER AUCH WISSEN,
WAS PASSIERT, WENN
DU NICHT AUFGIBST,
ODER?

DER *Muskelkater*
vergeht, ABER DER *Stolz*
WIRD *bleiben!*

HÖRE NIE AUF,
AN DICH SELBST
ZU GLAUBEN!

DU BIST NUR

EINE ENTSCHEIDUNG

DAVON ENTFERNT,

mehr Energie

ZU HABEN.

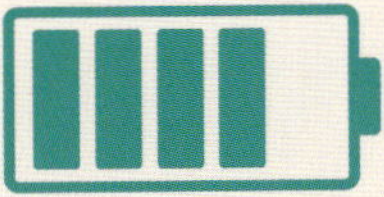

LET'S

do it!

DU BIST DEINE EIGENE GRENZE – ERHEBE DICH DARÜBER UND ALLES WIRD MÖGLICH!

Erwarte nicht zu viel.

KLEINE SCHRITTE FÜHREN AUCH ZUM ERFOLG.

HEY YOU –

keep going!

Weiterkommen

IST MEHR WERT

ALS *perfekt sein.*

ES WIRD NICHT EINFACHER, ABER MIT DER ZEIT WIRST DU BESSER!

LASS DEINEN
WILLEN DEIN
STÄRKSTER
MUSKEL SEIN.

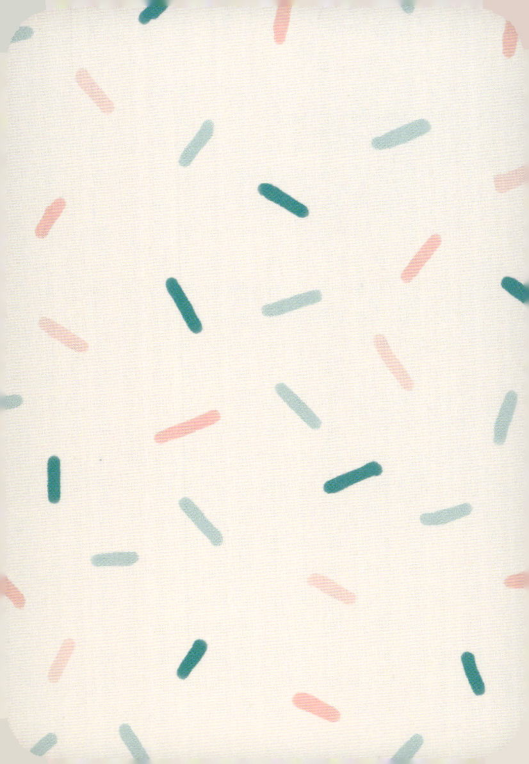

VIELLEICHT BIST

DU NOCH NICHT AM

ZIEL, ABER DU BIST

SCHON NÄHER DRAN

ALS GESTERN!

Don't

QUIT!

Kleine Schritte

SIND BESSER ALS

keine Schritte.

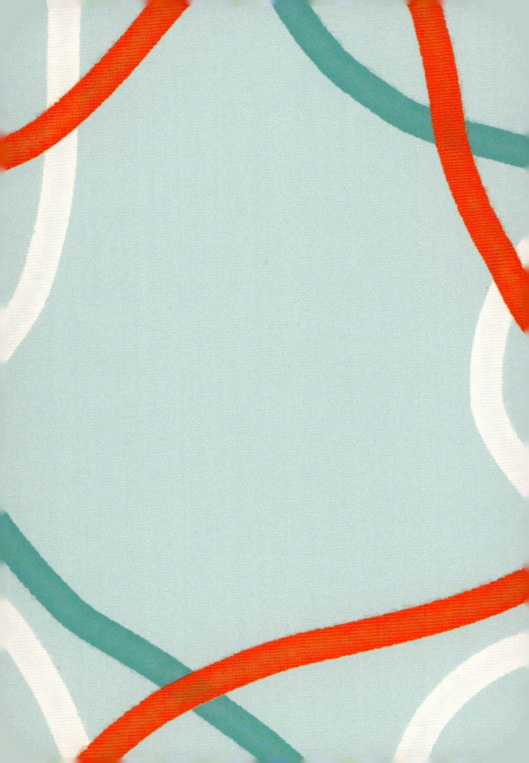

Wenn du
nichts änderst,
ändert sich
nichts.

VERTRAUEN BEDEUTET, DEN ERSTEN SCHRITT ZU TUN, AUCH WENN DU DIE TREPPE NOCH NICHT SEHEN KANNST.

Martin Luther King

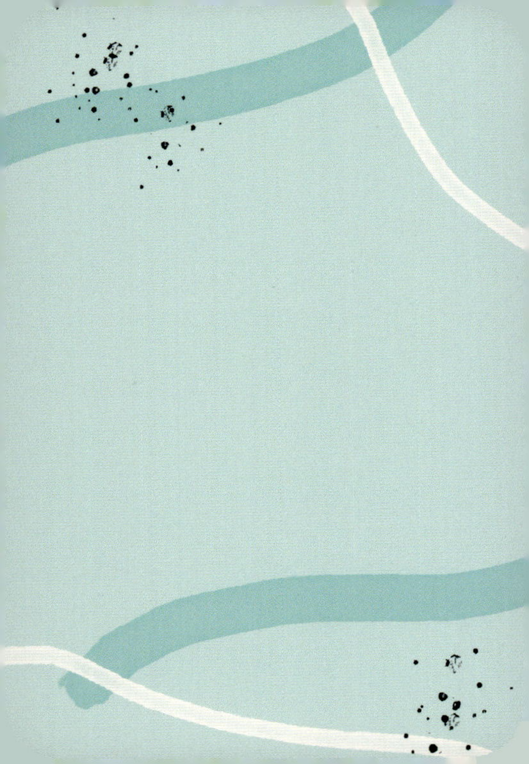

DAS LEBEN IST
ZU KURZ FÜR
irgendwann!

YES,

you can!

Fällt es dir manchmal schwer, dich zu motivieren? Sei es, um ein bisschen was für deine Fitness zu machen oder um eine andere Aufgabe anzugehen?
Kein Grund zur Panik. Diese Mantrakärtchen können helfen, deinen inneren Schweinehund zu überwinden, und sorgen garantiert für etwas mehr Motivation und Power.

Einfach eine Karte ziehen und sich von dem Spruch mitreißen lassen!

YES, YOU CAN!

Gestaltung & Illustration:
Anna Wassmer

ISBN 978-3-8458-4715-3

www.arsedition.de

FSC www.fsc.org
MIX
Papier aus verantwortungsvollen Quellen
FSC® C020056

DU MUSST NICHT SUPERFIT SEIN, UM LOSZULEGEN, ABER DU MUSST LOSLEGEN, UM *fit zu werden!*

DER BESTE MOMENT,
UM ANZUFANGEN, IST

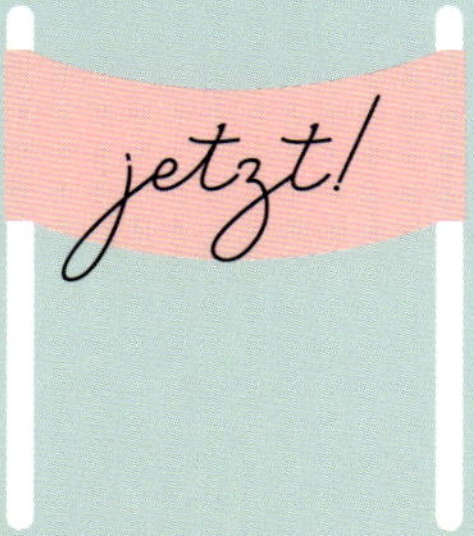

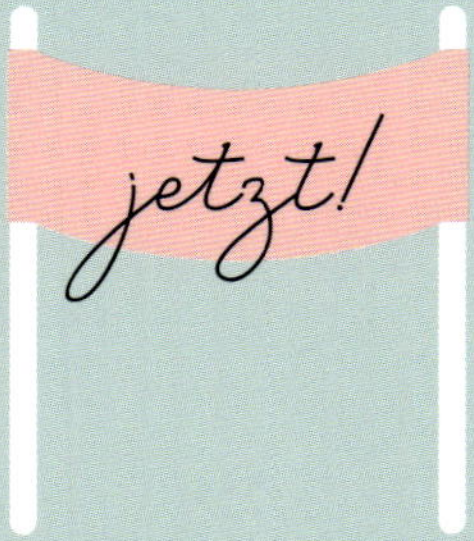
jetzt!

DEIN WILLE IST

deine eigene Grenze.

WENN DU WIRKLICH

WILLST, SCHAFFST

DU ALLES.

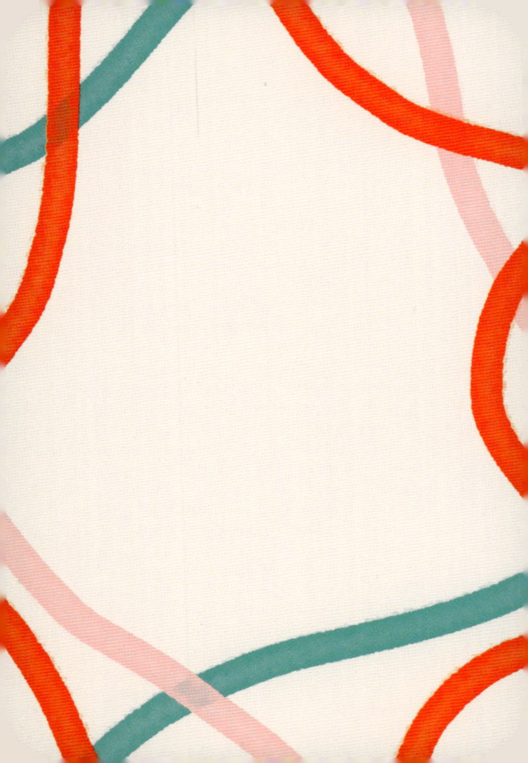

DREAM.
PLAN.
DO!

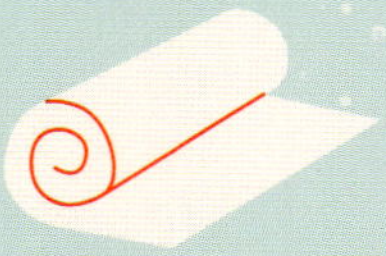

WENN DIR ETWAS WICHTIG IST, GIBT ES KEIN ABER.

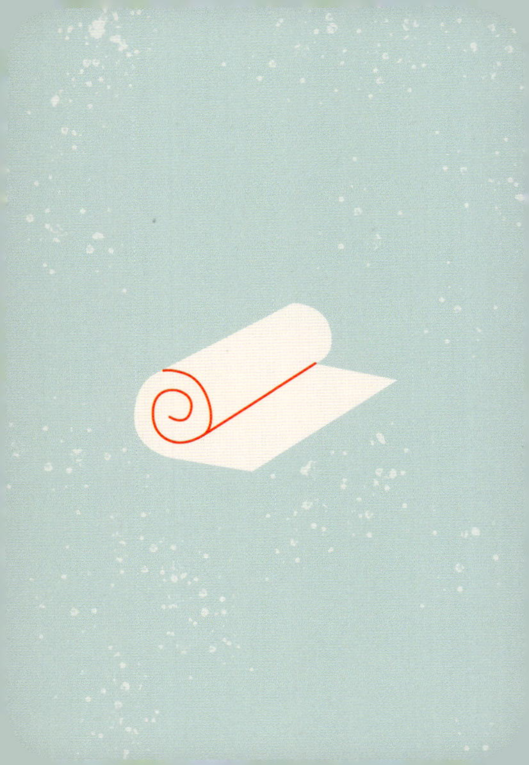

EINFACH
MACHEN!

AUFGEBEN IST

keine OPTION!

REGELMÄSSIGKEIT ERZEUGT ROUTINE.

VERSUCHE, SPORT,
FITNESS ODER KLEINE
ÜBUNGEN REGELMÄSSIG
ZU MACHEN.

TU *heute* ETWAS,
AUF DAS DU *morgen*
stolz SEIN KANNST.

Mach dich

STOLZ!

WER IMMER NUR TUT,
WAS ER SCHON KANN,
BLEIBT IMMER DAS,
WAS ER SCHON IST.

Henry Ford

DU HAST DREI MÖGLICHKEITEN:

AUFGEBEN,

NACHGEBEN,

ALLES GEBEN!

EINATMEN.
AUSATMEN.
LÄCHELN.

Und los geht's!

ÜBERWINDE DICH SELBST!

Fang einfach an!

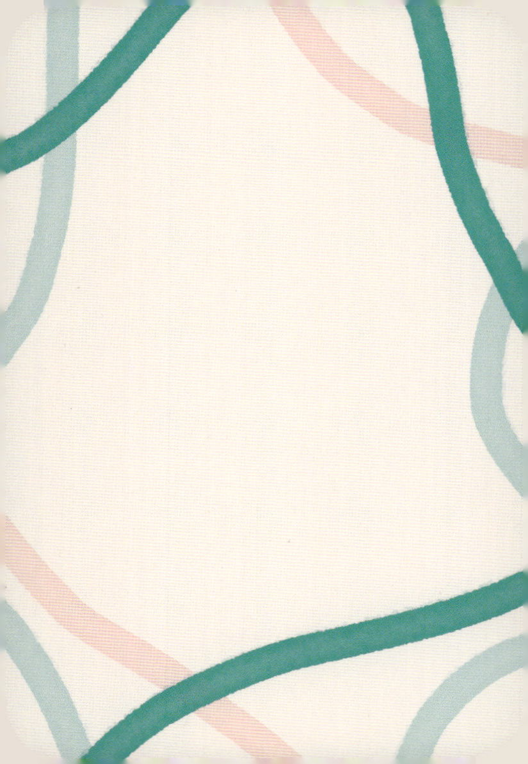

~~SOLLTE~~

~~HÄTTE~~

~~KÖNNTE~~

~~WÜRDE~~

MACHEN!

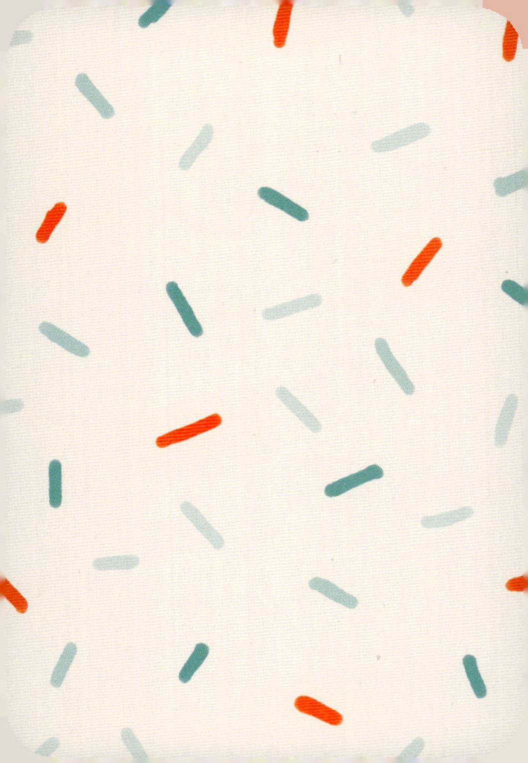